Poder curativo
de jugos y tés

Poder curativo
de jugos y tés

Editorial Época, S.A. de C.V.
Emperadores No. 185
Col. Portales
03300 México, D.F.

Poder curativo de jugos y tés

© Derechos reservados 2005
© Por Editorial Época, S.A. de C.V.
Emperadores No. 185
Col. Portales
03300-México, D.F.
E-mail: edesa2004@prodigy.net.mx
Tels. 56 04 90 72
     56 04 90 46

ISBN-970627396-X

Impreso en México - *Printed in Mexico*

Introducción

El presente libro es más que una guía para todas aquellas personas que buscan la solución a sus malestares de forma natural. En él encontrará consejos para curar enfermedades y padecimientos específicos, además de algunas recetas básicas para obtener bebidas ricas en proteínas y minerales, y un calendario único que le permitirá mantenerse sano sin la necesidad de invertir demasiado.

Con el *Poder curativo de jugos y tés* usted se dará cuenta de que es muy sencillo mantenerse sano sin la necesidad de recurrir a productos químicos, que muchas veces nos generan efectos secundarios, que si bien nos ayudan a sanar algunas enfermedades, también nos producen consecuencias funestas a largo plazo, ya que estas sustancias no pueden entrar al cuerpo sin causar alteraciones. Para ello, es necesario tener una segunda opción (natural) que en muchos casos resulta ser la más efectiva.

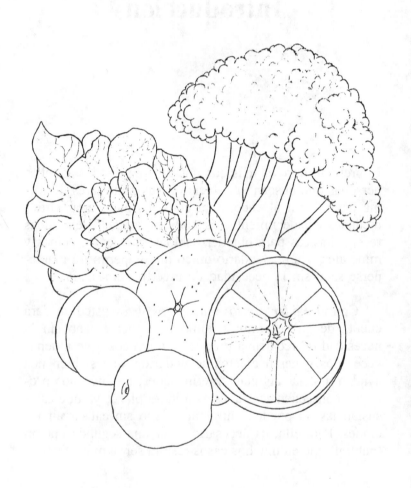

Los jugos de frutas y verduras

Cuando comemos frutas y verduras naturales, nuestro cuerpo extrae los líquidos que le son necesarios de cada una de ellas. El líquido que se obtiene al comer una fruta o verdura es un jugo con la misma cantidad de proteínas, vitaminas y minerales que se obtienen cuando se pasan por un extractor.

Todas las frutas y verduras son muy importantes para el mantenimiento de un cuerpo sano y fuerte, de esta manera, si tomamos jugos y llevamos además una dieta balanceada, eliminaremos rápidamente toxinas que nuestro cuerpo no necesita, estará además más activo y relajado.

Este tipo de alimentación hará que nuestro aliento sea fresco, que la piel adquiera lozanía; que las articulaciones dejen de causar molestias al adquirir una gran flexibilidad, etc. Los jugos frescos están llenos de vitaminas y minerales que nos mantendrán con una buena salud.

¿Qué necesitamos?

La herramienta principal para preparar un jugo es: la licuadora o el extractor de jugos. Estos aparatos separarán el jugo de la pulpa fibrosa creando un líquido espumoso y fresco que, en ocasiones, puede ser muy espeso.

Pero si no le llegaran a gustar los jugos de los cítricos principalmente procesados en la licuadora, hágalo en un extractor; también obtendrá jugos con un alto nivel proteínico y vitamínico.

Sabemos que en muchos hogares no se cuenta con estos aparatos, pero esto no es ningún impedimento para que pueda prepararse jugos, ya que puede utilizar un rallador, un cedazo o tamiz fino, tela de muselina y un balde u olla.

Si se inclina por esta opción, lo primero que debe hacer es rallar la fruta o verdura de la cual vaya a extraer el jugo, colóquela en un lienzo de manta o algodón, que atará bien e introducirá en un balde, el cual puede acomodar en un agujero en la tierra o donde no se mueva. Exprima fuertemente el bulto sobre el balde, hasta que logre extraer el jugo.

Pero sí le recomendamos que sea cual sea la forma en que vaya a extraer el jugo, debe recordar que en una cocina no debe faltar un cepillo para limpiar las frutas y verduras. De igual manera, debemos contar con un cuchillo y una madera en la cual rebanar.

Es importante contar con recipientes adecuados para vaciar los jugos que extraigamos, así como para mezclarlos. También le será útil contar con una batidora para lograr mezclas perfectas.

Es muy importante que tenga en consideración que los jugos deben consumirse inmediatamente después de prepararlos, pues sus valores nutricionales se van perdiendo con el paso del tiempo y si entran en contacto con el aire.

Algo muy importante es que varíe los jugos, pues no es recomendable que todos los días de la semana ingiera jugo del mismo producto. Lo más recomendable es que por las mañanas procure beber uno de vegetales y por las noches uno de frutas o viceversa. Sin embargo, hay una segunda opción que se trata de beber su jugo favorito cada tercer día.

¿Qué contienen las frutas y verduras?

Para responder mejor esta pregunta, que seguramente todos se están haciendo, es importante analizar una por una.

Apio

Se trata de una verdura con un alto contenido de sodio orgánico, recomendable para todas aquellas personas que laboran al aire libre, pues generalmente sudan mucho por estar al sol buena parte del día. El apio ayuda a recuperar los nutrientes que se van en el sudor, además de ser excelente para quienes sufren de calambres.

Arándano

Esta fruta es una excelente ayuda para eliminar toxinas y ácido úrico. Se recomienda a todos los caballeros que tengan problemas de próstata, y a todas aquellas personas que suelen resfriarse con regularidad.

Betabel

Considerada una deliciosa pero fuerte (en sabor) verdura, ideal para el hígado; es un excelente reconstructor de células y glóbulos de la sangre. Asimismo, ayuda a las funciones cerebrales, a las reproductivas y a la estructura ósea.

Brócoli

Es una verdura con un alto contenido de betacaroteno, por lo cual es un gran aliado para combatir el cáncer, ya que contiene una sustancia llamada índole 3 de carbono, la cual emulsiona el estrógeno de la mujer evitando el cáncer de mama.

Chabacano

Fruta ideal para mantener sana la sangre, la piel y el cabello. La cual también contiene betacaroteno, por lo que también es ideal para combatir el cáncer.

Col

Es una verdura que en jugo o en ensalada es bastante buena para el organismo, ya que contiene agentes anticancerosos, ayuda al corazón y a evitar la artritis e inflamaciones; además, es muy buena para incrementar la potencia en los hombres.

Espinacas

Son un excelente alimento o bebida. Su alto contenido vitamínico y proteínico ayuda a depurar y a regenerar el tracto intestinal, regula el funcionamiento de los intestinos, estimula al hígado y las glándulas linfáticas. También, son buenas para la circulación de la sangre.

FRESA

Es una fruta con gran cantidad de vitamina C y azúcares que lubrican el organismo; además, fortalece la sangre gracias al potasio y hierro que contiene. De igual manera, es una excelente ayuda para eliminar el cáncer.

HINOJO

El hinojo es de la familia del apio, así que tienen mucho en común. No obstante, al mezclarlo con jugo de manzana, es un excelente remedio para la indigestión. Aunque para las personas que sufren de migraña se les recomienda tomar un vaso de jugo de hinojo por las mañanas.

JÍCAMA

Es una excelente fuente de calcio y fósforo. Al combinarla con zanahoria, apio y manzana, puede ser un excelente remedio para malestares estomacales. De igual manera, si se combina con pera es un remedio en contra de las hemorroides.

JITOMATE

Contiene 50% más de vitamina C que cualquier otra verdura. Además, da al cuerpo azufre, fósforo y calcio. Se sugiere que, al igual que los melones, no se les combine con otras verduras, a no ser que se recomienden.

Kiwi

Este fruto proviene de Nueva Zelanda. Se recomienda que al comprarlo se toque y se escojan aquellos que se hundan un poco. Este fruto, similar al sabor de la fresa y la piña es una excelente fuente de vitamina C.

Lechuga

El comer ensaladas de lechuga o tomar su jugo, puede reducir el cáncer de pulmón. Aunque también es un excelente vitalizador del cabello, además de darle buen aspecto a la piel.

Cítricos
(LIMÓN, NARANJA, LIMA, MANDARINA, TORONJA)

Todos los cítricos son ricos en vitamina C; cuando extraemos su jugo, esta vitamina se evapora muy rápido, por ello es recomendable que se tomen inmediatamente después de hacerlos.

Mango

Esta fruta tropical es de las más deliciosas por su dulce sabor. Además, está llena de betacaroteno, potasio, vitamina C y complejo B.

Manzana

Esta fruta es recomendable para las personas con problemas de riñón y digestión. Además ayuda a la producción de la saliva, primer paso en la digestión de los alimentos.

MELÓN

Esta fruta tiene muchas cualidades, por lo que se recomienda su jugo a cualquier hora pero no acompañado de otras frutas o verduras. Es ideal como diurético y ayuda a eliminar las impurezas del cuerpo.

PEPINO

Los pepinos son un excelente remedio para la tendinitis y para rejuvenecer los músculos y elasticidad de las células de la piel. Además, es muy bueno para las personas a las cuales no les crecen las uñas o el cabello.

PERA

Es una fruta deliciosa que tiene un sabor irresistible cuando está madura, aunque se recomienda que su jugo se mezcle con el de manzana, ideal para el corazón, además de estabilizar la presión arterial.

PEREJIL

Esta planta es ideal para el organismo, ya que oxigena la sangre, limpia riñones, hígado y tracto urinario. Se recomienda para la vista, la tiroides y el sistema capilar.

PIÑA

Ayuda a la digestión de alimentos pesados. Por este motivo se recomienda tomar un vaso de jugo de piña 30 minutos antes de digerir algo pesado, incluso, lo puede ingerir en cualquier momento.

Sandía

Esta fruta puede ayudar a resolver problemas de impotencia debido a su alto contenido de potasio y zinc; funciona también como diurético y es ideal para la "eterna juventud". No se combine con otras frutas.

Uva

Es una de las frutas a las que el hombre le ha rendido culto. Ayuda enormemente al buen funcionamiento de los riñones, a la sangre, al hígado, al pulso cardiaco, a relajar el sistema nervioso. Además de ser de gran ayuda para eliminar la celulitis.

Zanahoria

Junto con el jugo de manzana, el de zanahoria es el más versátil y combinable. Sin embargo, debemos tener cuidado con este jugo ya que se pigmenta la piel si lo bebemos en exceso. No obstante, esto no es peligroso para el hombre, ya que este jugo ayuda para deshacerse de la bilis y del exceso de colesterol. Protege al sistema nervioso y tonifica las paredes intestinales.

Temporadas

Ya hemos visto las cualidades de cada fruta y verdura, pero se ha preguntado: ¿cuál es el mejor momento para adquirirlas? Para ello hemos armado un pequeño calendario que le servirá de guía para saber no sólo cuál es el mejor mes para adquirir cada fruta o verdura, sino que también podemos guiarnos para elegir las que nos resulten más económicas y ricas porque estarán en su temporada.

Enero

Mes ideal para adquirir: fresas, guayabas, jícamas, limas, limón, mandarina, naranja, papaya, piña, plátano, toronja, uva, col, espinacas, lechuga y zanahorias.

Febrero

Fresas, guayabas, limas, limón, mandarina, mamey, melón, naranja, papaya, piña, plátano, toronja, berenjena, col, espinacas, lechuga y pepino.

Marzo

Fresa, limón, mandarina, melón, naranja, papaya, piña, plátano, sandía, toronja, col, espinacas, lechuga y pepino.

Abril

Fresa, limón, mango, melón, mamey, naranja, papaya, pera, piña, plátano, sandía, toronja, espinacas, jitomate, lechuga, pepino y zanahoria.

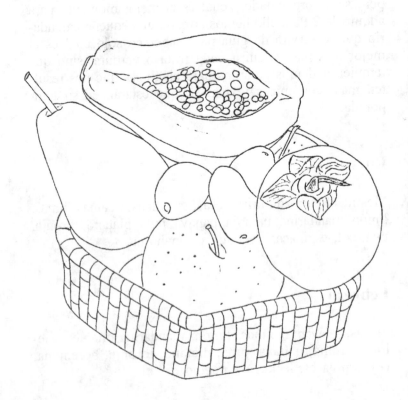

Mayo

Ciruela, chabacano, limón, mango, melón, papaya, piña, espinacas, jitomate, lechuga, pepino y zanahoria.

Junio

Ciruela, chabacano, mango, melón, papaya, pera, piña, espinacas, jitomate, lechuga y zanahorias.

Julio

Ciruela, durazno, limón, mango, manzana, melón, papaya, pera, piña, plátano, berros, espinacas, jitomate, lechuga, pepinos y zanahoria.

Agosto

Ciruela, durazno, limón, manzana, melón, papaya, pera, piña, plátano, uvas, aguacate, berros, espinacas, tomate y zanahoria.

Septiembre

Ciruela, durazno, guayaba, limón, manzana, papaya, pera, plátano, sandía, toronja, uvas, aguacate, col, espinacas, jitomate, lechuga, pepino y zanahoria.

Octubre

Ciruela, guayaba, lima, limón, mandarina, naranja, manzana, papaya, pera, plátano, toronja, uvas, aguacate, berenjena y col.

Noviembre

Fresa, guayaba, jícama, lima, limón, mandarina, naranja, papaya, plátano, uvas, acelga, berenjena, col, espinacas y zanahoria.

Diciembre

Fresa, guayaba, jícama, lima, limón, mandarina, naranja, papaya, piña, plátano, toronja, uvas, acelga, berenjena, espinacas y zanahorias.

Jugos básicos

Como podrá ver, hay frutas y verduras que prácticamente podemos encontrar en cualquier mes del año, ahora lo único que nos hace falta es echar mano de las siguientes recetas.

Arándanos con manzana

Ingredientes: 1 taza de arándanos, perfectamente lavados
3 manzanas, lavadas y cortadas en trozos grandes.

Cómo preparar:

Extraiga el jugo de las manzanas, el cual verterá en el vaso de la licuadora, agregue los arándanos y licue al gusto.

Nota: Le recomendamos este jugo principalmente en los días fríos, ya que es una bebida energizante.

Espinaca, zanahoria y betabel

Ingredientes: 1 betabel previamente pelado
4 zanahorias grandes, limpias y cortadas
en trozos grandes
1 manojo de espinacas perfectamente lavadas y desinfectadas

Cómo preparar:

Extraiga el jugo de las zanahorias y el betabel, viértalo al vaso de la licuadora y agregue las espinacas cortadas en trozos pequeños, licue al gusto.

Nota: Le recomendamos este jugo cuando sienta que tie-
ne debilidad extrema, o bien cuando se encuentre enfermo de la gripe, ya que contiene minerales y vitaminas.

Naranja, lima y durazno

Ingredientes: ½ lima con cáscara
1 naranja
1 durazno
hielo al gusto (opcional)
1 taza de agua mineral

Cómo preparar:

Vierta el agua mineral junto con el durazno a la licuadora, una vez licuado agregue los jugos extraídos de la naranja y la lima. Puede acompañar esta bebida con un poco de hielo.

Nota: Este jugo es ideal en aquellos días muy calurosos.

JÍCAMA, APIO, MANZANA Y ZANAHORIA

Ingredientes: 1 manzana cortada en trozos grandes
1 tallo de apio
1 jícama mediana
4 zanahorias medianas cortadas en trozos grandes

Cómo preparar:

Extraiga el jugo de la manzana, la jícama y las zanahorias, vierta en la licuadora y agregue el apio. Licue al gusto y beba en seguida.

Nota: Este jugo es ideal para las personas que vengan llegando de un largo viaje y se sienten mal, aunque es muy refrescante y recomendable para cualquier día de la semana.

MELÓN CHINO Y LIMA

Ingredientes: 350 gramos de melón chino
¼ de lima con cáscara

Cómo preparar:

Vierta ambos ingredientes en la licuadora. Licue al gusto y beba en seguida.

Nota: Este jugo es ideal para la deshidratación y para los días calurosos.

Peras, jícama y manzana

Ingredientes: 2 manzanas
2 peras
1 rebanada de jícama

Cómo preparar:

Extraiga el jugo de todos los ingredientes, mezcle y beba en seguida.

Nota: Es uno de los jugos más refrescantes, al que si gusta le puede agregar un poco de hielo.

Peras, uvas y chabacanos

Ingredientes: 4 chabacanos
100 gramos de uvas verdes
1 pera

Cómo preparar:

Vierta todos los ingredientes en la licuadora. Licue y sin colar beba en seguida.

Nota: Esta bebida además de ser nutritiva es ideal y muy refrescante.

MANGO Y LIMÓN

Ingredientes: ¼ de limón con cáscara
1 mango
½ taza de agua mineral
hielo al gusto (opcional)

Cómo preparar:

Vierta todos los ingredientes en la licuadora. Licue y sin colar beba de inmediato agregando el hielo.

Nota: Este jugo es ideal por su sabor y por los nutrientes, muy recomendado para jóvenes hiperactivos.

LIMÓN, UVAS Y MANZANAS

Ingredientes: ¼ de limón con cáscara
3 manzanas golden
120 gramos de uvas

Cómo preparar:

Extraiga el jugo de las manzanas y viértalo en la licuadora, agregue el resto de los ingredientes. Licue y sin colar beba de inmediato.

Nota: Es un jugo muy delicioso, el cual se puede servir en ocasiones especiales; verá cómo sorprende a sus invitados.

Apio, lima, pepino y jitomate

Ingredientes: 1 tallo de apio
½ pepino
1 jitomate grande
¼ de lima con cáscara

Cómo preparar:

Vierta todos los ingredientes en la licuadora. Licue al gusto y beba en seguida.

Nota: Mientras más frescos sean los ingredientes, el jugo tendrá un mejor sabor.

Kiwis y manzanas

Ingredientes: 4 kiwis
2 manzanas golden cortadas en trozos grandes

Cómo preparar:

Extraiga el jugo de las manzanas y viértalo en la licuadora, agregue el kiwi y licue hasta que ambos mezclen perfectamente bien. Beba de inmediato.

Nota: Para este jugo es muy recomendable que los kiwis estén muy frescos o de lo contrario el sabor resultante puede ser desagradable.

Uvas, manzanas y arándanos

Ingredientes: 120 gramos de uvas
1 taza de arándanos
2 manzanas cortadas en trozos grandes

Cómo preparar:

Extraiga el jugo de las manzanas y viértalo en la licuadora, agregue el resto de los ingredientes y licue.

Nota: Es recomendable para cualquier hora del día, incluso por la noche.

Granada y manzanas

Ingredientes: ½ granada
2 manzanas golden

Cómo preparar:

Extraiga el jugo de las manzanas y viértalo en la licuadora, agregue la granada y licue.

Nota: Este jugo es muy rico en vitamina C y potasio. Para que los pequeños lo beban debe agregar un poco de agua.

Fresas y manzanas

Ingredientes: 8 fresas
3 manzanas golden

Cómo preparar:

Extraiga el jugo de las manzanas, lícuelo junto con las fresas. Beba de inmediato sin colar.

Nota: Este par de frutas tienen un sabor inconfundible, son ideales para cualquier momento.

Piña, uvas y mandarina

Ingredientes: 90 gramos de uvas rojas
1 rebanada de piña mediana
2 mandarinas medianas

Cómo preparar:

Agregue todos los ingredientes en la licuadora, debe asegurarse de que las mandarinas están libres de semillas al igual que las uvas, para evitar un sabor desagradable.

Nota: Este jugo es ideal para los días con demasiado frío.

Uvas, kiwi y naranja

Ingredientes: 3 kiwis
120 gramos de uvas
1 naranja

Cómo preparar:

Extraiga el jugo de la naranja, lícuelo junto con el resto de los ingredientes, evitando que se filtren las semillas. Beba de inmediato.

Nota: Este jugo es muy nutritivo y sabroso, ideal para cuando se sienta cansado o con el cuerpo cortado.

Lima y naranja

Ingredientes: ½ lima con cáscara
1 naranja
½ taza de agua mineral

Cómo preparar:

Extraiga el jugo de la naranja y licue con el resto de los ingredientes.

Nota: Este jugo es ideal para los días calurosos, ya que es de lo más refrescante.

Limón y Manzana

Ingredientes: ¼ de limón con cáscara
4 manzanas
hielo al gusto

Cómo preparar:

Extraiga el jugo de las manzanas, licue con el resto de los ingredientes, incluyendo el hielo.

Nota: Esta sencilla bebida tiene un excelente sabor.

Betabel y Manzana

Ingredientes: ½ betabel
4 manzanas

Cómo preparar:

Extraiga el jugo de ambos ingredientes, mezcle y beba de inmediato.

Nota: Este jugo es ideal para las personas a las que les atraen los colores intensos.

Piña, limón y naranja

Ingredientes: ½ limón con cáscara
1 rebanada de piña grande
1 naranja

Cómo preparar:

Extraiga el jugo de la naranja, licue con el resto de los ingredientes, beba sin necesidad de colar.

Nota: Para este jugo lo único que se necesita es estar muy sediento, ya que le repondrá las energías de inmediato.

Jengibre y manzanas

Ingredientes: 1 bulbo de jengibre
4 manzanas

Cómo preparar:

Extraiga el jugo de las manzanas, licue con el jengibre perfectamente lavado y pelado.

Nota: Esta bebida es muy rica en nutrientes, pruébela y verá que le devuelve las energías.

Toronja, manzana, lima y piña

Ingredientes: 1 manzana cortada en trozos grandes
¼ de toronja
1 rebanada de lima chica
1 rebanada chica de piña

Cómo preparar:

Extraiga el jugo de las manzanas, vierta en la licuadora y agregue el resto de los ingredientes. Beba al instante.

Nota: Es una bebida que contiene bastante calcio, ideal para relajar.

Limón, peras y manzanas

Ingredientes: 1 manzana
¼ de limón con cáscara
2 peras
hielo al gusto (opcional)

Cómo preparar:

Extraiga el jugo de la manzana y las peras, licue con el resto de los ingredientes.

Nota: Este jugo tienen un singular sabor, por lo que es muy recomendable para cualquier hora del día.

Piña, naranja y frambuesas

Ingredientes: 1 rebanada grande de piña
1 naranja
½ taza de frambuesas

Cómo preparar:

Extraiga el jugo de la naranja, licue con el resto de los ingredientes. Beba en seguida.

Nota: Es una bebida ideal para los niños muy pequeños, ya que tiene un sabor que les atrae.

Perejil, zanahorias y pimiento rojo

Ingredientes: 4 zanahorias grandes
½ manojo de perejil
3 tiras de pimiento rojo

Cómo preparar:

Extraiga el jugo de las zanahorias, licue con el resto de los ingredientes y beba en seguida.

Nota: Es un jugo vitalizador, ideal para cuando se sienta deprimido, triste o a un paso de cualquier enfermedad, pues tiene grandes cantidades de betacaroteno.

Durazno y naranja

Ingredientes: 1 durazno cortado en trozos
1 naranja
¼ de taza de agua mineral

Cómo preparar:

Extraiga el jugo de la naranja, licue con el resto de los ingredientes.

Nota: Éste es uno de los jugos más ricos, ya que el singular sabor del durazno le da un toque especial a la naranja.

Toronja y piña

Ingredientes: ½ toronja rosada
1 rebanada grande de piña

Cómo preparar:

Extraiga el jugo de la toronja, licue con la rebanada de piña. Beba sin necesidad de colar.

Nota: Este jugo tiene un sabor agridulce, muy recomendable por las mañanas.

LIMA, PIÑA Y CEREZAS

Ingredientes: 1 lima con cáscara
2 rebanadas medianas de piña
3 cerezas

Cómo preparar:

Licue todos los ingredientes y beba en seguida.

Nota: Por su sabor y color llamativos le encantará.

UVAS, PIÑA Y ARÁNDANOS

Ingredientes: 120 gramos de uvas
1 taza de arándanos
1 rebanada de piña mediana

Cómo preparar:

Licue todos los ingredientes y beba de inmediato.

Nota: Este jugo es ideal para la época navideña.

FRESAS, PIÑA Y MANZANA

Ingredientes: 6 fresas
1 manzana roja
1 rebanada de piña mediana

Cómo preparar:

Extraiga el jugo de la manzana, licue con el resto de los ingredientes. Beba de inmediato.

Nota: Este jugo es muy refrescante.

Jugos
para la tercera edad

Las personas de la tercera edad generalmente pierden cualidades debido a la falta de vitaminas y minerales; sin embargo, la perfecta combinación de ingredientes naturales les puede proporcionar aquello de lo que carecen.

JUGO 1

Ingredientes: ½ toronja
2 rebanadas chicas de piña
4 nopales

Cómo preparar:

Extraiga el jugo de la toronja y licue junto con el resto de los ingredientes. Beba preferentemente por las mañanas.

JUGO 2

Ingredientes: 1 toronja dulce
5 limones
3 tallos de apio medianos

Cómo preparar:

Extraiga el jugo de la toronja y los limones, licue con el apio. Beba preferentemente por las mañanas.

Jugo 3

Ingredientes: 2 melocotones
1 guayaba

Cómo preparar:

Licue, cuele y beba de inmediato, de preferencia por las mañanas.

Jugo 4

Ingredientes: 1 aguacate mediano
8 trozos de brócoli
2 zanahorias grandes

Cómo preparar:

Extraiga el jugo de las zanahorias, licue con lo demás. Beba de inmediato para evitar que se ponga pastoso.

Jugo 5

Ingredientes: 6 hojas grandes de espinacas
1 manzana
1 nabo

Cómo preparar:

Extraiga el jugo de la manzana y el nabo, licue con las espinacas. Beba de inmediato de preferencia por las mañanas.

Jugos estimulantes

A veces las personas no se sienten satisfechas en sus relaciones sexuales, debido a que carecen de las suficientes vitaminas y minerales. Existen combinaciones apropiadas de ingredientes naturales que no sólo nos pueden proveer de nutrientes sino que son maravillosas para estimular el apetito sexual.

JUGO 1

Ingredientes: ¼ de papaya
350 gramos de fresas
1 rebanada grande de piña

Cómo preparar:

Licue todos los ingredientes. Beba de preferencia por las mañanas.

JUGO 2

Ingredientes: 1 manojo de berros
5 zanahorias grandes

Cómo preparar:

Extraiga el jugo de las zanahorias y licue con los berros.
Beba de inmediato.

JUGO 3

Ingredientes: 2 ramas de hierbabuena
1 naranja
2 limones
8 zanahorias chicas

Cómo preparar:

Extraiga el jugo de la naranja, los limones y las zanahorias. Licue con la hierbabuena. Beba de inmediato.

JUGO 4

Ingredientes: 3 tomates sin semillas
½ pimiento rojo
8 trozos de brócoli

Cómo preparar:

Licue los ingredientes sin necesidad de colar. Beba inmediatamente.

JUGO 5

Ingredientes: 1 jengibre rallado y pelado
1 manzana
6 hojas de lechuga fresca

Cómo preparar:

Licue todos los ingredientes y beba de inmediato.

Jugo 6

Ingredientes: 1 manzana
125 gramos de grosella
3 guayabas sin semillas

Cómo preparar:

Extraiga el jugo de la manzana, licue con el resto de los ingredientes. Sin necesidad de colar, beba de inmediato.

Jugo 7

Ingredientes: 1 nectarina
175 gramos de frambuesa

Cómo preparar:

Licue perfectamente bien los ingredientes. Beba de inmediato.

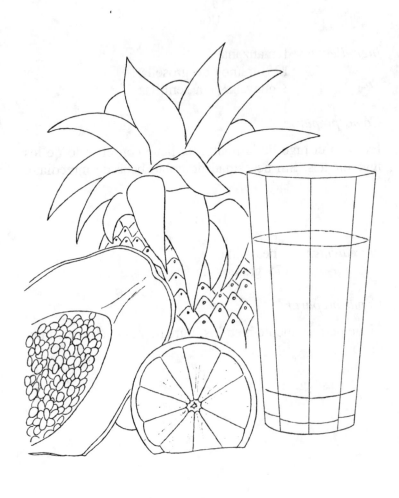

Jugos
para combatir la anemia

La anemia se debe a que las personas carecen del suficiente hierro y ácido fólico en su dieta diaria. Esto provoca falta de glóbulos rojos y por consiguiente palidez. En seguida proporcionamos algunas recetas para preparar jugos que le ayudarán a recuperar estos elementos tan necesarios para llevar una vida sana.

JUGO 1

Ingredientes: 4 ramas de perejil
250 gramos de espinacas
2 tallos de apio
4 zanahorias medianas

Cómo preparar:

Extraiga el jugo de las zanahorias, licue con lo demás. Beba de inmediato preferentemente por las mañanas.

Jugo 2

Ingredientes: 1 manzana
50 gramos de moras
175 gramos de fresas

Cómo preparar:

Extraiga el jugo de la manzana, licue con el resto de los ingredientes.

Jugo 3

Ingredientes: 2 tallos de apio
3 betabeles
6 zanahorias

Cómo preparar:

Extraiga el jugo de las zanahorias y los betabeles, licue con los tallos de apio. Beba de preferencia en ayunas.

Jugo 4

Ingredientes: 50 gramos de perejil
2 zanahorias grandes
125 gramos de col lombarda

Cómo preparar:

Extraiga el jugo de las zanahorias, licue con el resto de los ingredientes.

JUGO 5

Ingredientes: ¼ de betabel
50 gramos de col
2 ½ zanahorias

Cómo preparar:

Extraiga el jugo de las zanahorias y la col, licue con el betabel y beba enseguida.

JUGO 6

Ingredientes: ½ lechuga
250 gramos de espárragos
6 zanahorias

Cómo preparar:

Extraiga el jugo de las zanahorias y licue con los otros ingredientes.

Jugos contra el asma

Para aliviar, todos los malestares que el asma trae consigo, lo único que necesitamos son jugos ricos en vitamina C, complejo B, betacaroteno y zinc.

Jugo 1

Ingredientes: 2 ramas de perejil
½ puñado de germen de trigo
½ betabel
1 manzana
1 tallo de apio
3 zanahorias

Cómo preparar:

De las zanahorias, el betabel y la manzana se extrae el jugo. Licue los jugos ya mezclados con el resto de los ingredientes. Beba sin necesidad de colar.

Jugo 2

Ingredientes: ¼ de lechuga
2 tomates
2 zanahorias grandes

Cómo preparar:

Extraer el jugo de las zanahorias, licuar con el resto de los ingredientes. Beber de preferencia por la mañana.

Jugo 3

Ingredientes: 3 tallos de apio
8 trozos de brócoli

Cómo preparar: .

Licue los ingredientes y beba sin necesidad de colar.

Jugo 4

Ingredientes: 5 zanahorias cortadas en trozos grandes
¼ de papa mediana
4 ramas de berros
4 ramas de perejil

Cómo preparar:

Extraiga el jugo de las zanahorias, licue con el resto de los ingredientes. Beba sin necesidad de colar.

Jugo 5

Ingredientes: 1 naranja
125 gramos de moras
125 gramos de fresas

Cómo preparar:

Extraiga el jugo de la naranja, cuele con el resto de los ingredientes. Beba de preferencia por las mañanas.

Jugos para evitar
el cansancio

Estos jugos son ideales para todas aquellas personas que se levantan con pesadez, o que sólo piensan en dormir.

JUGO 1

Ingredientes: 1 pepino cortado en trozos
2 tallos de apio
1 betabel pelado y cortado en trozos
6 zanahorias

Cómo preparar:

Extraiga el jugo de las zanahorias y el betabel; mezcle perfectamente y licue con el resto de los ingredientes.

JUGO 2

Ingredientes: 120 mililitros de leche
1 mango
1 plátano
2 rebanadas grandes de piña

Cómo preparar:

Licue todo durante un par de minutos. Beba de inmediato sin necesidad de colar.

Jugo 3

Ingredientes: 4 chabacanos
1 mango
250 gramos de fresas
2 rebanadas de piña

Cómo preparar:

Licue todos los ingredientes. Beba de preferencia por las mañanas antes de iniciar cualquier actividad.

Jugo 4

Ingredientes: 2 jitomates sin semillas
2 tallos de apio
½ lechuga

Cómo preparar:

Licue todo. Puede tomar este jugo por las noches o bien al iniciar la mañana.

Jugo 5

Ingredientes: 1 aguacate
15 hojas de espinacas perfectamente lavadas
2 zanahorias grandes

Cómo preparar:

Corte y deshuese el aguacate, saque toda su pulpa; extraiga el jugo de las zanahorias. Mezcle perfectamente y licue con las espinacas.

Jugo 6

Ingredientes: 115 mililitros de leche
1 plátano
175 gramos de fresas
1 melocotón

Cómo preparar:

Licue durante un par de minutos. Beba sin necesidad de colar.

Jugos para desintoxicarse

Es muy común que debido a una mala alimentación o a una falta de higiene en la preparación de los alimentos, lleguen a nuestro organismo elementos nocivos para nuestra salud, el cual reacciona de muchas maneras, desde dolores hasta hinchazón y salpullido. Las siguientes recetas de jugos le ayudarán a eliminar estas toxinas y elementos nocivos limpiando no sólo el organismo sino la piel.

JUGO 1

Ingredientes: 3 zanahorias grandes
125 gramos de ciruelas sin semillas
8 duraznos sin huesos

Cómo preparar:

Extraiga el jugo de las zanahorias y licue con el resto de los ingredientes.

JUGO 2

Ingredientes: 250 gramos de fresas
1 pera sin cáscara cortada en trozos

Cómo preparar:

Licue ambos ingredientes. Beba sin necesidad de colar.

Jugo 3

Ingredientes: 1 limón
1 naranja
1 toronja

Cómo preparar:

Extraiga los jugos por separado, mezcle perfectamente y beba de inmediato. Nunca después de cinco minutos, ya que los efectos no serán los mismos.

Jugo 4

Ingredientes: 3 manzanas cortadas en trozos
250 gramos de moras
250 gramos de cerezas

Cómo preparar:

Extraiga el jugo de las manzanas, licue con el resto de los ingredientes.

Jugo 5

Ingredientes: 1 manojo de perejil
2 zanahorias grandes
1 manzana cortada en trozos

Cómo preparar:

Extraiga el jugo de las zanahorias y la manzana, licue con el perejil. Tome sin colar.

Jugos contra la diarrea

Los siguientes jugos son ideales para todas aquellas personas que sufren de diarrea constantemente o que tienen algún malestar estomacal.

Jugo 1

Ingredientes: 125 gramos de espinacas
5 zanahorias
1 rama de hierbabuena
2 hinojos

Cómo preparar:

Extraiga el jugo de las zanahorias, vierta todos los ingredientes y licue durante un par de minutos. Beba de inmediato.

Jugo 2

Ingredientes: ½ betabel cortado en trozos
½ pepino
3 zanahorias grandes

Cómo preparar:

Extraiga los jugos, mezcle perfectamente y beba de inmediato.

Jugo 3

Ingredientes: 115 mililitros de agua
1 manzana

Cómo preparar:

Pele y descorazone la manzana, vierta en el agua y licue durante unos minutos. Beba sin necesidad de colar ni endulzar.

Jugo 4

Ingredientes: 115 mililitros de agua
2 zanahorias grandes

Cómo preparar:

Extraiga el jugo de las zanahorias, vierta en el agua y mueva constantemente hasta que mezclen perfectamente. Beba de inmediato.

Contra el estreñimiento

El estreñimiento se debe, generalmente, a una dieta carente de fibra. Los síntomas adicionales del estreñimiento son: dolores de cabeza, manchas en la piel y cansancio. Para evitar o combatir el estreñimiento sólo basta elegir una de las recetas siguientes y tomar el jugo diariamente.

Jugo 1

Ingredientes: 125 gramos de espinacas
2 pepinos cortados en trozos
2 betabeles
4 zanahorias

Cómo preparar:

Extraiga el jugo de las zanahorias, los pepinos y los betabeles. Licue con las espinacas.

Jugo 2

Ingredientes: 4 jitomates sin semillas
1 pepino
6 hojas de espinacas grandes

Cómo preparar:

Licue todos los ingredientes. Beba de preferencia por las mañanas antes de cualquier alimento.

Jugo 3

Ingredientes: ½ manzana cortada en trozos
1 manojo de berros
2 zanahorias grandes

Cómo preparar:

Extraiga por separado el jugo de las zanahorias y la manzana. Mezcle perfectamente bien y licue con los berros. Beba de inmediato.

Jugo 4

Ingredientes: ½ sandía chica
115 mililitros de agua

Cómo preparar:

Extraiga toda la pulpa de la sandía desechando las semillas, licue con el agua. Beba sin necesidad de endulzar.

Jugo 5

Ingredientes: 1 pera cortada en trozos
150 gramos de uvas

Cómo preparar:

Licue ambos ingredientes hasta que se mezclen bien. Beba de inmediato.

Jugos para aliviar la mala digestión

Una mala digestión se debe a varios factores como: fumar demasiado, haber ingerido los alimentos muy rápido, comer demasiado o muy pesado, etc. Cualquiera que sea el caso, el remedio ideal y adecuado a cualquier edad son los jugos naturales. Pruebe cualquiera de los siguientes y verá cómo los resultados serán muy satisfactorios.

Jugo 1

Ingredientes: 1 mango de preferencia Manila
2 rodajas de piña

Cómo preparar:

Licue ambos ingredientes. Beba de inmediato.

Jugo 2

Ingredientes: 4 tallos de apio
¼ de col verde
2 zanahorias

Cómo preparar:

Extraiga el jugo de las zanahorias, licue con el resto de los ingredientes.

Jugo 3

Ingredientes: ¼ de toronja
1 naranja
¼ de limón

Cómo preparar:

Extraiga el jugo de la toronja y la naranja, y licue el limón con todo y cáscara.

Jugo 4

Ingredientes: 1 manojo de espinacas
7 zanahorias

Cómo preparar:

Extraiga el jugo de las zanahorias y licue con las espinacas.

Jugo 5

Ingredientes: 2 tallos de apio
½ jitomate sin semillas
¼ de col verde

Cómo preparar:

Licuar todos los ingredientes por un par de minutos. Beba de inmediato.

Jugo 6

Ingredientes: ½ manzana cortada en trozos
5 zanahorias
50 gramos de col verde

Cómo preparar:

Extraiga el jugo de la manzana y las zanahorias, licue con la col.

Jugo 7

Ingredientes: ¼ de jícama
1 manojo de perejil
7 zanahorias

Cómo preparar:

Extraiga el jugo de las zanahorias y licue con el resto de los ingredientes. Si la jícama está muy dura, extraiga el jugo primero.

Jugo 8

Ingredientes: ¼ de betabel cortado en trozos
2 manzanas
180 gramos de hinojo

Cómo preparar:

Extraiga el jugo del betabel y las manzanas por separado, mezcle perfectamente; licue con el hinojo. Beba de inmediato.

JUGO 9

Ingredientes: 120 gramos de hinojo
3 manzanas

Cómo preparar:

Extraiga el jugo de las manzanas, licue con el hinojo. Beba sin necesidad de colar.

JUGO 10

Ingredientes: 115 mililitros de agua
½ papaya de preferencia maradol

Cómo preparar:

Licue los ingredientes evitando las semillas o de lo contrario el sabor será muy amargo y los resultados malos.

JUGO 11

Ingredientes: 1 diente de ajo pequeño
3 zanahorias grandes

Cómo preparar:

Extraiga el jugo de las zanahorias, corte el ajo por la mitad y retire el centro. Machaque o corte en trozos muy pequeños. Mezcle perfectamente. Beba de inmediato.

JUGO 12

Ingredientes: 1 tallo de apio
3 jitomates sin semillas
1 diente de ajo

Cómo preparar:

Corte el ajo por la mitad, retire el centro (la parte verde), corte los jitomates y licue todo con el tallo de apio. Beba al instante.

Jugo 13

Ingredientes: 50 mililitros de agua
½ melocotón
½ papaya de preferencia maradol

Cómo preparar:

Licue todos los ingredientes. Beba de inmediato.

Jugos contra vómitos y náuseas

Estos jugos son ideales para todas aquellas personas que sufren de náuseas y mareos al viajar en cualquier medio de transporte o para aquellas mujeres que se encuentran embarazadas. Estos jugos les ayudarán a evitar los molestos vómitos.

Jugo 1

Ingredientes: ½ jengibre chico
1 naranja
115 mililitros de agua

Cómo preparar:

Pele el jengibre y rállelo lo más fino y pequeño que se pueda. Aparte, extraiga el jugo de la naranja, diluya éste con el agua y agregue el jengibre. Beba de inmediato sin colar.

Jugo 2

Ingredientes: 1 bulbo de raíz de jengibre
1 pera cortada en trozos
2 manzanas cortadas en trozos grandes

Cómo preparar:

Extraiga el jugo de la pera y las manzanas, ralle el jengibre y añádalo a los jugos previamente mezclados.

Jugo 3

Ingredientes: 115 mililitros de agua
½ jengibre pequeño
1 pomelo

Cómo preparar:

Licue todos los ingredientes hasta que se disuelvan perfectamente bien. Beba de inmediato.

Jugo 4

Ingredientes: ½ jengibre chico
½ melón
115 mililitros de agua

Cómo preparar:

Pele y ralle el jengibre lo más fino que se pueda. Aparte licue el agua con la pulpa del melón. Por último agregue el jengibre.

Contra los dolores
de la menstruación

Es muy común que algunas mujeres tiendan a sufrir có-
licos antes y durante su período menstrual; sin embargo,
no por ello queremos decir que deban soportarlos; por el
contrario, deben incluir en su dieta diaria (especialmente
en esos días) gran cantidad de magnesio, vitaminas B,
zinc, hierro y calcio. Los cuales puede encontrar en las
siguientes recetas de jugos, ideales para estos días tan
difíciles para toda mujer.

Jugo 1

Ingredientes: 1 pera grande cortada en trozos
2 guayabas medianas sin semillas
2 kiwis previamente pelados

Cómo preparar:

Extraiga el jugo de la pera y licue con el resto de los
ingredientes. O si lo prefiere (en caso de que la pera esté
muy madura), cuele todos los ingredientes. Beba de inmediato.

Jugo 2

Ingredientes: 2 betabeles pequeños
2 tallos de apio
6 zanahorias grandes

Cómo preparar:

Extraiga el jugo de todos los ingredientes por separado.
Mezcle perfectamente y beba de inmediato.

Jugos vigorizantes para el embarazo

Toda mujer que esté esperando un bebé, lo primero que tiene que hacer es alimentarse correctamente; esto no quiere decir que debamos hacer caso al viejo mito de "ahora debes comer por dos"; más bien, se refiere a que tenemos que ingerir la cantidad de vitaminas y minerales que requieren tanto nuestro cuerpo como nuestro futuro bebé. Las siguientes recetas de jugos son las más recomendables para ello, además de ser muy sabrosas.

Jugo 1

Ingredientes: 3 tallos de apio
6 zanahorias

Cómo preparar:

Extraiga el jugo de ambos ingredientes por separado. Mezcle y beba de inmediato.

Jugo 2

Ingredientes: 125 gramos de coliflor
2 zanahorias grandes
1 jitomate sin semillas

Cómo preparar:

Extraiga el jugo de las zanahorias, licue con el resto de los ingredientes.

Jugo 3

Ingredientes: 1 mango
½ piña

Cómo preparar:

Cuele ambos ingredientes sin quitarle el corazón a la piña. Beba de inmediato.

Jugo 4

Ingredientes: 1 manzana
2 zanahorias grandes

Cómo preparar:

Extraiga el jugo de ambos ingredientes. Mezcle y beba de inmediato.

Jugos para adelgazar

Sabemos perfectamente que toda mujer busca ser eternamente bella; y por lo regular, después del embarazo lo que más se les dificulta es precisamente volver a su peso. Las siguientes recetas de jugos son ideales para lograr este propósito; o bien, si no está conforme con su peso, también pruebe estos jugos y vuélvalos parte de su dieta.

Jugo 1

Ingredientes: 6 ramas de perejil
                 2 rebanadas de piña
                 4 naranjas

Cómo preparar:

Extraiga el jugo de las naranjas. Licue con el resto de los ingrediente. Beba de inmediato. Este jugo lo tiene que tomar durante cinco días en ayunas o hasta obtener resultados.

Jugo 2

Ingredientes: ½ papaya
½ naranja
1 rodaja de piña

Cómo preparar:

Limpie la papaya y retire las semillas, añada el jugo de la naranja y la rebanada de piña cortada en trozos muy pequeños. Bata o licue los ingredientes y sirva.

Jugo 3

Ingredientes: 100 gramos de fresas maduras
1 cucharada de jugo de limón
½ toronja (el jugo)
1 cucharada de miel

Cómo preparar:

Lave las fresas y lícuelas. Agregue los jugos y la miel. Coloque en un vaso o copa y mezcle bien. Puede servirse muy frío.

Jugo 4

Ingredientes: 2 zanahorias grandes
2 jitomates sin semillas
½ limón
hielo picado (opcional)

Cómo preparar:

Lave y extraiga el jugo de las zanahorias. Pele los jitomates y córtelos en trozos. Licue ambos ingredientes añadiendo el jugo del limón y el hielo.

Jugo 5

Ingredientes: 1 plátano
20 frambuesas
1 pera
1 cucharada de miel
½ vaso de leche (descremada)

Cómo preparar:

Licue todos los ingredientes. Añada la miel y beba al instante.

Jugo 6

Ingredientes: 2 tazas de pulpa de guanábana sin semillas
4 tazas de leche
4 cucharadas de crema de leche
1 cucharada de azúcar (opcional)

Cómo preparar:

Licue todos los ingredientes hasta obtener una crema espesa. Sirva con hielo si lo desea.

Jugo 7

Ingredientes: 24 uvas verdes
4 limas
3 tazas de jugo de uva
hielo (opcional)

Cómo preparar:

Extraiga el jugo de las limas, coloque en un recipiente las uvas y bañe con los jugos. Añada el hielo y beba de inmediato.

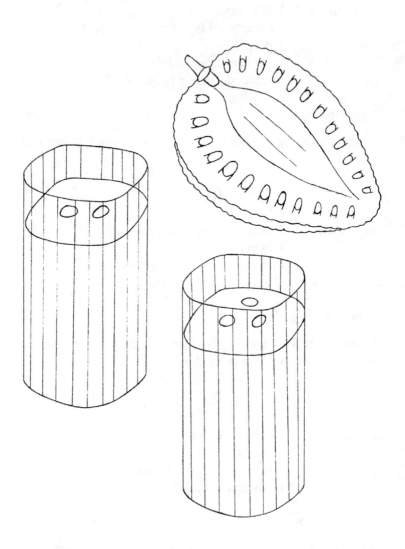

JUGO 8

Ingredientes: 1 melocotón grande
1 naranja
2 cerezas
2 hojas de menta

Cómo preparar:

Pele y quite el hueso al melocotón, licue con el jugo de la naranja. Sirva muy frío y decore con las cerezas y la hoja de menta.

Jugos energetizantes

Lo ideal de un jugo es, que además de tener un buen sabor, nos aporte nutrientes; tal es el caso de los siguientes jugos, que no tienen consecuencias en cuanto a subir o bajar de peso, pero que sí nos aportan gran cantidad de energías.

JUGO 1

Ingredientes: 3 limones
3 naranjas
¼ de papaya

Cómo preparar:

Extraiga el jugo de las naranjas y los limones. Mézclelos y licue con la papaya. Beba de inmediato.

JUGO 2

Ingredientes: 115 mililitros de leche
3 chabacanos
10 frambuesas
250 gramos de fresas

Cómo preparar:

Licue todos los ingredientes durante un par de minutos.
Beba sin necesidad de colar.

JUGO 3

Ingredientes: 2 zanahorias grandes
6 hojas de col blanca
1 chirivía

Cómo preparar:

Extraiga el jugo de las zanahorias. Licue junto con el
resto de los ingredientes.

JUGO 4

Ingredientes: ½ cucharada de miel
1 cucharada chica de coco seco
115 mililitros de yogur
1 plátano
½ piña
1 mango

Cómo preparar:

Licue todos los ingredientes. Beba sin necesidad de colar.

Jugos contra el estrés

Existen mil cosas que nos pueden causar estrés, como: las presiones en el trabajo, los problemas económicos, conflictos en nuestras relaciones sociales, etc. Como podrá darse cuenta, nadie está libre de padecerlo; así que, cuando éste aparezca, lo mejor que se puede hacer es beber cualquiera de los siguientes jugos.

Jugo 1

Ingredientes: 1 pepino
4 ramas de perejil
2 tallos de apio
6 zanahorias

Cómo preparar:

Extraiga el jugo de las zanahorias y el apio. Licue con el resto de los ingredientes.

Jugo 2

Ingredientes: 4 jitomates sin semillas
¼ de remolacha
125 gramos de col rizada

Cómo preparar:

Licue todos los ingredientes. Beba de inmediato sin necesidad de colar.

Jugo 3

Ingredientes: 3 zanahorias
2 pepinos
1 lechuga grande

Cómo preparar:

Extraiga el jugo de las zanahorias, licue con el resto de los ingredientes.

Jugo 4

Ingredientes: 175 gramos de frambuesas
3 mandarinas

Cómo preparar:

Licue los ingredientes, procurando retirar antes las semillas de las mandarinas.

Recomendación

A pesar de que algunas recetas indican que no se debe colar, si usted así lo prefiere puede utilizar un paño o un colador para que solamente beba el jugo sin nada de fibra.

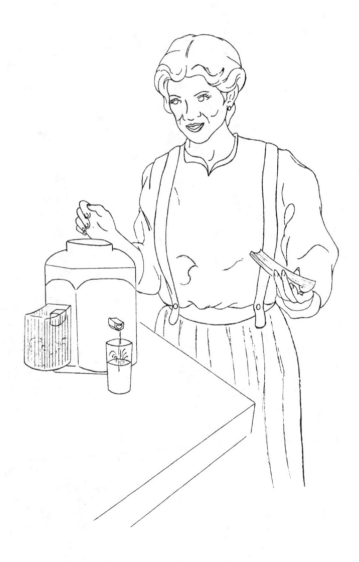

El poder
de los tés curativos

Hoy en día miles de personas alrededor del mundo están volviendo sus miradas hacia lo más básico, que pareciera que quedó atrás. Lo natural es la opción ideal para aquellos padecimientos, dolores y molestias que muchas veces con las medicinas ortodoxas tardan en desaparecer o no se pueden curar.

La herbolaria nos ayuda a combatir problemas, malestares y enfermedades comunes sin dañar el organismo, debido a que, si se toman en las proporciones adecuadas no provocan efectos secundarios, lo que sí es muy común en los medicamentos alopáticos. Las hierbas nos ayudan a que la enfermedad se alivie de manera rápida y no sugestiva. Y no es cuestión de moda; sino por el contrario, en realidad es cuestión de buscar una alternativa que ha probado su efectividad a través de los años.

A continuación le mostramos los tés curativos más eficaces para las enfermedades y padecimientos más comunes.

Los tés se preparan de la siguiente manera: al comenzar a hervir el agua se añade la hierba medicinal, se mantiene a fuego lento el tiempo que indique la receta, se deja en reposo unos minutos y se cuela. No se guarda de un día para otro pues resultaría tóxico, aun refrigerado. El té que usted prepare consúmalo en un máximo de siete horas.

CONTRA LA BILIS

Ingredientes: 50 gramos de ajenjo
50 gramos de chaparro amargo
50 gramos de gobernadora
50 gramos de estafiate
50 gramos de marrubio
50 gramos de simonillo

Cómo preparar:

Ponga a secar todas las hierbas. Una vez secas, macháquelas perfectamente bien y mezcle. En un cuarto de litro de agua, vierta lo que tomen tres dedos de este polvo. Deje hervir durante cinco minutos y retire del fuego. Tome una taza en ayunas durante cinco días o cuando no soporte los dolores causados por la bilis.

PARA EVITAR LA CAÍDA DEL CABELLO

Ingredientes: 10 hojas de guayaba
½ litro de agua

Cómo preparar:

Vierta el agua y las hojas de guayaba en un recipiente, deje hervir durante unos minutos hasta que el agua tome un color oscuro. Deje enfriar y vacié en un frasco. Después del baño, antes de cepillarse el cabello, dé masaje con esta agua en el cuero cabelludo. Sin enjuagar desenrede y peine como de costumbre.

Contra el catarro

Ingredientes: 1 manojo de poleo
½ litro de agua

Cómo preparar:

Vierta los ingredientes en una vasija. Deje hervir a fuego lento durante unos minutos. Retire del fuego e inhale el vapor resultante.

Contra la cirrosis

Ingredientes: 10 gramos de paletaria
1 membrillo
15 gramos de alfombrilla
5 hojas de níspero

Cómo preparar:

En medio litro de agua ponga a hervir todos los ingredientes durante cinco minutos. Se recomienda que tome una taza por la mañana y otra por las noches antes de irse a la cama.

Contra los cólicos

Ingredientes: 5 gramos de pericón
3 ramas de menta
3 ramas de eneldo
5 gramos de rosa de castilla
5 gramos de cempasúchil
5 gramos de hoja sen
5 gramos de hierbabuena

Cómo preparar:

En un litro de agua vierta todos los ingredientes. Deje hervir durante cinco minutos; una vez frío, tome en ayunas una taza de este preparado endulzado al gusto. El líquido restante bébalo como agua de uso.

Contra la desnutrición

Ingredientes: 1 kilo de ajonjolí
1 caja de atole de maicena
agua la necesaria

Cómo preparar:

Con el ajonjolí haga una harina que le rendirá varios días. Todas las mañanas preparará una taza de atole con el agua y la maicena (de la forma tradicional pero sin leche), a la cual le agregará dos cucharadas de la harina. Beba en ayunas.

CONTRA LA DIABETES

Ingredientes: 5 gramos de chaparro amargo
5 gramos de guarumo
5 gramos de marrubio
5 gramos de estafiate
5 gramos de ajenjo
5 gramos de tronadora

Cómo preparar:

Vierta todos los ingredientes en medio litro de agua. Deje hervir durante diez minutos. Una vez que haya soltado cada planta sus propiedades, tome una taza de este té en ayunas todas las mañanas y otra taza por las noches antes de ir a dormir.

CONTRA LA DIARREA

Ingredientes: 20 gramos de arrayán
1 litro de agua

Cómo preparar:

Deje hervir durante cinco minutos. Al enfriar beba como agua de tiempo endulzada al gusto.

CONTRA LAS ÚLCERAS BUCALES

Ingredientes: 5 cáscaras de granado
1 litro de agua

Cómo preparar:

Hierva durante unos minutos. Al enfriar se hacen gárgaras con esta agua.

CONTRA EL ENFRIAMIENTO

Ingredientes: 1 manojo de romero
10 hojas de eucalipto
5 ramas de ruda
5 gramos de topozán
5 gramos de marrubio
5 gramos de favilla
2 litros de agua

Cómo preparar:

Vierta todos los ingredientes en una olla, agregue el agua. Deje hervir durante 10 minutos. A la cocción resultante se le añade el agua suficiente para darse un baño de tina.

CONTRA EL ESTRÉS

Ingredientes: 5 gramos de zarzaparrilla
5 gramos de ahuehuete
5 gramos de palo de Brasil
5 gramos de sábila

Cómo preparar:

Mezcle todos los ingredientes en seco, tome una cucharada para un litro de agua y deje hervir durante unos minutos. Al enfriar, beba como agua de tiempo.

CONTRA LA GRIPE

Ingredientes: 8 gramos de eucalipto
1 litro de agua

Cómo preparar:

Ponga a hervir el té durante unos cinco minutos. Beba endulzado al gusto de preferencia con miel de abeja.

CONTRA LAS HEMORROIDES

Ingredientes: 15 hojas de espinacas perfectamente lavadas
aceite de oliva el necesario

Cómo preparar:

Machaque perfectamente las hojas de espinacas; para facilitarlo, vaya agregando aceite de oliva; no pare hasta formar una pasta. Coloque en las partes afectadas durante 15 minutos, enjuague con agua tibia.

CONTRA LAS INFECCIONES Y GRANOS

Ingredientes: 1 gramo de toloache
5 gramos de árnica
5 gramos de gediondilla
5 gramos de cancerina
5 gramos de cacahuates
2 litros de agua

Cómo preparar:

Ponga a hervir todos los ingredientes. Deje enfriar y lave las partes afectadas con el agua resultante.

Contra la inflamación estomacal

Ingredientes: 10 gramos de boldo
1 litro de agua

Cómo preparar:

Ponga a hervir el boldo en el agua. Deje en el fuego durante cinco minutos. Beba una taza en ayunas y el resto como agua de uso hasta que desaparezca la inflamación.

Contra la hinchazón y comezón

Ingredientes: 2 nabos
agua la necesaria

Cómo preparar:

Ponga a hervir un poco de agua, agregue los nabos y deje hervir hasta que ablande. Retire del fuego y cuando se entibie, comience a machacar; forme una pasta que colocará en las partes afectadas. Deje actuar alrededor de media hora, enjuague con agua tibia.

Contra la indigestión

Ingredientes: 20 gramos de manzanilla
1 litro de agua

Cómo preparar:

Ponga a hervir el agua con la manzanilla hasta que el agua cambie de color. Beba como agua de tiempo endulzado al gusto, de preferencia con miel de abeja.

Contra las infecciones de la piel

Ingredientes: 5 gramos de cempasúchil
1 membrillo chico
5 gramos de árnica
5 gramos de gediondilla
5 gramos de cancerina
5 gramos de chipule
5 gramos de cachalote
2 litros de agua

Cómo preparar:

Deje hervir todos los ingredientes con el agua durante diez minutos. Lave perfectamente la parte afectada. Es importante que las manos y la toalla que utilice para secarse estén muy limpias.

Contra el insomnio

Ingredientes: 5 gramos de eneldo
3 toronjines o 5 gramos de toronjil
5 gramos de flor de manita
5 gramos de flor de tila
1 litro de agua

Cómo preparar:

Hierva los ingredientes durante 10 minutos. Beba como agua de tiempo y especialmente una taza antes de irse a dormir, endulzado al gusto de preferencia con miel de abeja.

Contra la mala circulación

Ingredientes: 10 gramos de abedul
5 gramos de ahuehuete
5 gramos de nogal
5 hojas de níspero
5 gramos de sanguinaria
5 gramos de zarzaparrilla
2 ½ litros de agua

Cómo preparar:

Mezcle perfectamente todos los ingredientes. Deje hervir durante 15 minutos. Al enfriar beba como agua de tiempo.

Para los nervios

Ingredientes: 1 zapote grande
3 toronjines o 5 gramos de toronjil
5 gramos de flor de manita
5 gramos de flor de azahares
3 hojas de chayote
5 gramos de pasiflora
5 gramos de tila
½ litro de agua

Cómo preparar:

Ponga todo a hervir durante 10 minutos. Beba una taza en ayunas y otra taza antes de ir a dormir endulzado al gusto; lo demás, como agua de uso.

Contra la tos

Ingredientes: 5 gramos de violetas
5 gramos de hojas de eucalipto
5 gramos de tejocote
5 gramos de gordolobo
5 gramos de guaje coral
1 litro de agua

Cómo preparar:

Mezcle bien todos los ingredientes, deje hervir durante 15 minutos. Beba una taza en ayunas endulzada con miel de abeja al gusto. Para mejores resultados agregue unas gotas de limón. El resto se toma durante el día como agua de uso.

Índice

Esta obra se terminó de imprimir en los talleres de
EDICIONES CULTURALES PARTENON, S.A. DE C.V.
16 de Septiembre No. 29-A Col. San Francisco Culhuacán
C.P. 04700, México, d.f., 5445-9534